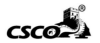

中国临床肿瘤学会患者教育专家委员会
中国临床肿瘤学会免疫治疗专家委员会
中国临床肿瘤学会抗肿瘤药物安全管理专家委员会

# 肿瘤免疫治疗相关不良反应
# 患者教育手册

U0210292

主　编　秦叔逵　王宝成

副主编　朱　波　殷咏梅　孙建国　王　俊

人民卫生出版社
·北京·

**图书在版编目（CIP）数据**

肿瘤免疫治疗相关不良反应患者教育手册 / 秦叔逵，王宝成主编. —北京：人民卫生出版社，2020.9（2020.10 重印）

ISBN 978-7-117-30374-3

Ⅰ. ①肿… Ⅱ. ①秦… ②王… Ⅲ. ①肿瘤免疫疗法－副反应－手册 Ⅳ. ①R730.51-62

中国版本图书馆 CIP 数据核字（2020）第 158377 号

| 人卫智网 | www.ipmph.com | 医学教育、学术、考试、健康，购书智慧智能综合服务平台 |
| 人卫官网 | www.pmph.com | 人卫官方资讯发布平台 |

**肿瘤免疫治疗相关不良反应患者教育手册**

Zhongliu Mianyi Zhiliao Xiangguan Buliang Fanying Huanzhe Jiaoyu Shouce

| 主　　编： | 秦叔逵　王宝成 |
| 出版发行： | 人民卫生出版社（中继线 010-59780011） |
| 地　　址： | 北京市朝阳区潘家园南里 19 号 |
| 邮　　编： | 100021 |
| E - mail： | pmph @ pmph.com |
| 购书热线： | 010-59787592　010-59787584　010-65264830 |
| 印　　刷： | 北京盛通印刷股份有限公司 |
| 经　　销： | 新华书店 |
| 开　　本： | 787 × 1092　1/32　印张：2.5 |
| 字　　数： | 27 千字 |
| 版　　次： | 2020 年 9 月第 1 版 |
| 印　　次： | 2020 年 10 月第 2 次印刷 |
| 标准书号： | ISBN 978-7-117-30374-3 |
| 定　　价： | 26.00 元 |

打击盗版举报电话：010-59787491　E-mail：WQ @ pmph.com
质量问题联系电话：010-59787234　E-mail：zhiliang @ pmph.com

# 编 委

陈小兵（河南省肿瘤医院）

褚　倩（华中科技大学同济医学院附属同济医院）

范　云（浙江省肿瘤医院）

林　根（福建省肿瘤医院）

彭　智（北京大学肿瘤医院）

秦叔逵（中国人民解放军东部战区总医院秦淮医疗区）

斯　璐（北京大学肿瘤医院）

苏春霞（上海市肺科医院）

孙建国（中国人民解放军陆军军医大学第二附属医院）

王　俊（山东第一医科大学第一附属医院）

王宝成（中国人民解放军联勤保障部队第九六〇医院）

王慧娟（河南省肿瘤医院）

吴　昊（江苏省人民医院）

薛俊丽（上海市东方医院）

殷咏梅（南京医科大学第一临床医学院）

张小田（北京大学肿瘤医院）

章必成（武汉大学人民医院）

周承志（广州医科大学附属第一医院）

朱　波（中国人民解放军陆军军医大学第二附属医院）

朱正飞（复旦大学附属肿瘤医院）

献给所有接受过或正在接受
肿瘤免疫治疗的病友们

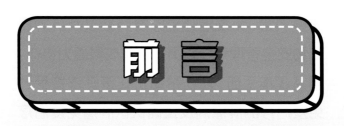

从 2011 年全球第一个肿瘤免疫治疗药物获批用于治疗晚期黑色素瘤开始，免疫治疗不断为肿瘤患者带来新的希望，无论是对疾病的控制、生存期的延长、不良反应的减轻，还是生活质量的改善，都较以往传统治疗实现了极大的改观，有些癌症患者更是获得了过去难以想象的长期生存甚至临床治愈。

当然，是药三分毒，免疫治疗在杀伤肿瘤的过程中也有可能伤及无辜的正常细胞或组织，由此带来相关不良反应，并因此可能影响后续的治疗。那么，如何与医护人员一起应对可能的不良反应是目前亟需解决的问题。

中国临床肿瘤学会（CSCO）患者教育专

家委员会、免疫治疗专家委员会以及抗肿瘤药物安全管理专家委员会全体成员通力协作，编写了本手册，旨在帮助正在接受或接受过免疫治疗的肿瘤病友正确认识肿瘤免疫治疗相关不良反应，并积极应对，实现延长生存期和提高生活质量的双重目标。

秦叔逵　王宝成

2020 年 6 月

# 目 录

# 一、知己知彼：

## 认识肿瘤免疫治疗及其相关不良反应

### ① 什么是肿瘤免疫治疗

● 当您的身体状况正常时，免疫系统可保护
   您免受病原微生物（病毒、细菌等）或者肿
   瘤细胞的侵害[1]。

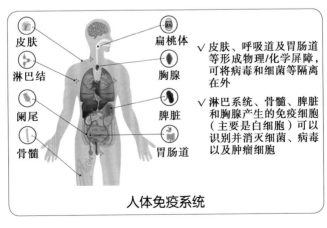

皮肤

淋巴结

阑尾

骨髓

扁桃体

胸腺

脾脏

胃肠道

√ 皮肤、呼吸道及胃肠道
  等形成物理/化学屏障，
  可将病毒和细菌等隔离
  在外

√ 淋巴系统、骨髓、脾脏
  和胸腺产生的免疫细胞
  （主要是白细胞）可以
  识别并消灭细菌、病毒
  以及肿瘤细胞

人体免疫系统

● 但是,当您身体状况欠佳或者生病时,肿瘤细胞就可能通过多种方法逃避免疫系统攻击,从而肆意生长[2]。

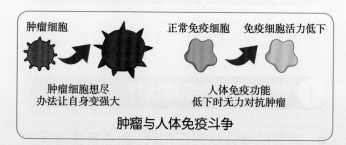

肿瘤细胞　　　　　　　正常免疫细胞　免疫细胞活力低下

肿瘤细胞想尽　　　　　人体免疫功能
办法让自身变强大　　　低下时无力对抗肿瘤

肿瘤与人体免疫斗争

● 通过改善免疫系统功能来消灭肿瘤细胞的一系列免疫相关治疗方式,我们称之为**"肿瘤免疫治疗"**[3]。

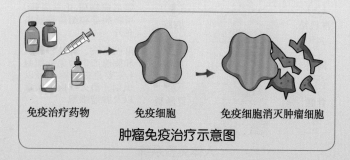

免疫治疗药物　　　　免疫细胞　　　　免疫细胞消灭肿瘤细胞

肿瘤免疫治疗示意图

● 肿瘤免疫治疗有多种不同的方式，包括免疫检查点抑制剂治疗（如 PD-1 单抗、PD-L1 单抗、CTLA-4 单抗）、免疫细胞输注（如 CAR-T 细胞、TCR-T 细胞、DC/CIK 细胞）、肿瘤疫苗、细胞因子治疗、免疫增强剂等。**本手册仅针对免疫检查点抑制剂治疗。**

## ② 免疫检查点抑制剂是如何杀伤肿瘤细胞的

● 我们人体有很多种免疫细胞，它们通常协同作战，保护人体免受伤害，其中有一种细胞叫做"T 细胞"，是杀伤肿瘤细胞的主力军。

健康状态下，具有活力的 T 细胞能够轻松识别并消灭肿瘤组织。

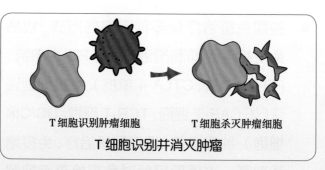

T细胞识别肿瘤细胞     T细胞杀灭肿瘤细胞

T细胞识别并消灭肿瘤

- 但是，狡猾的肿瘤细胞会想尽办法逃避 T 细胞的攻击，办法之一就是利用**免疫检查点 PD-1 和 PD-L1 的相互作用让 T 细胞失去活力。**

那么，什么是 PD-1、PD-L1 呢？

PD-L1 就像一面"好人旗"，当正常细胞"竖起 PD-L1 旗帜"与 T 细胞上的 PD-1 相互连接时，T 细胞就会知道这是"自己人"，随即失去活力，不发起攻击。肿瘤细胞则有样学样，也"竖起很多 PD-L1 旗帜"，以此蒙蔽 T 细胞，令其失去活力，从而逃脱 T 细胞的攻击。

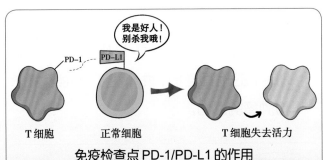

免疫检查点 PD-1/PD-L1 的作用

PD-1：程序性死亡分子 -1；PD-L1：程序性死亡分子配体 -1；CTLA-4：细胞毒性 T 淋巴细胞相关抗原 4；CAR-T 细胞：嵌合抗原受体 T 细胞；TCR-T 细胞：T 细胞受体 T 细胞；DC/CIK 细胞：树突状细胞 / 细胞因子诱导的杀伤细胞。

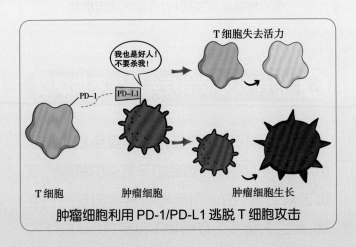

肿瘤细胞利用 PD-1/PD-L1 逃脱 T 细胞攻击

- 而免疫检查点抑制剂如 PD-1 单抗,就像个保护罩一样罩住 PD-1,阻断 PD-L1 和 PD-1 的相互连接,进而使 T 细胞恢复杀伤肿瘤的活力。

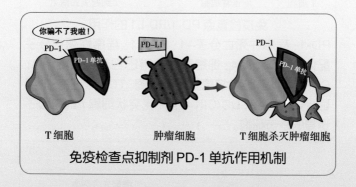

你骗不了我啦!

PD-1

PD-1 单抗

PD-L1

PD-1

PD-1 单抗

T 细胞     肿瘤细胞     T 细胞杀灭肿瘤细胞

免疫检查点抑制剂 PD-1 单抗作用机制

### ③ 为什么免疫治疗会发生不良反应

      免疫治疗通过改善人体自身免疫功能杀伤肿瘤,与此同时,也会由于复杂的机制而误伤正常细胞,由此引起相应器官出现不适症状,称之为免疫治疗相关不良反应(irAEs)[1]。

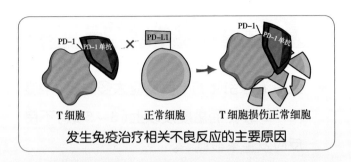

发生免疫治疗相关不良反应的主要原因

## ④ 免疫治疗相关不良反应涉及的器官或系统

免疫治疗相关不良反应可以影响皮肤、结肠、内分泌器官、肝脏、肺及全身各个器官，其中**皮肤**、**胃肠道**最常受到影响[1]。

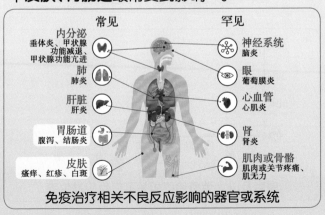

免疫治疗相关不良反应影响的器官或系统

## 5 免疫治疗相关不良反应严重吗

● 免疫治疗引起的不良反应大多为轻、中度（1~2级），而重度及以上（3~5级）不良反应发生率很低[4]。

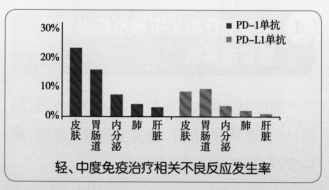

轻、中度免疫治疗相关不良反应发生率

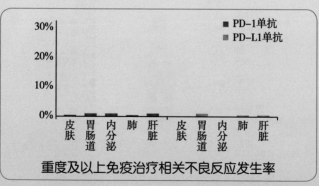

重度及以上免疫治疗相关不良反应发生率

## 6 免疫治疗相关不良反应发生的时间

免疫治疗相关不良反应可能出现在治疗开始后的**任何时间,甚至治疗停止后,**通常在开始治疗后的数周至数月出现,但大部分为轻度且可逆[1]。

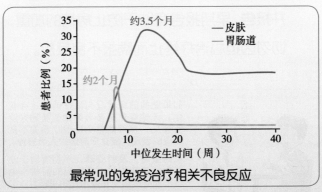

最常见的免疫治疗相关不良反应

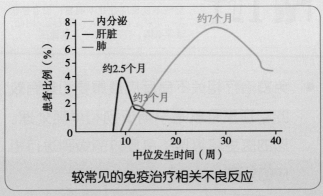

较常见的免疫治疗相关不良反应

## 7 免疫治疗相关不良反应总体管理原则

- **请您警惕各种新发症状**，在发现症状的**第一时间**与您的主治医生或者医护人员联系并**报告**，早期报告有助于防止病情的加重，切勿因担心治疗终止而瞒报不良反应。

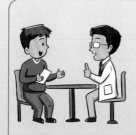

如果您的健康状况与治疗前相比有变化，无论变化是多么细微或看起来没有意义，都可能是免疫治疗相关不良反应的表现，应立即向医护人员报告。

及时报告，及时处理，不但有助于改善免疫治疗相关不良反应的症状，也会增加继续接受免疫治疗的可能性。

有些不良反应症状不明显，没有症状不一定就是没有发生不良反应。因此，遵照医嘱，定期随访，至关重要。

- 免疫治疗相关不良反应最重要和最有效的管理策略就是早期识别和早期处理。您的医生将根据不良反应的级别进行相应的处理[1]。

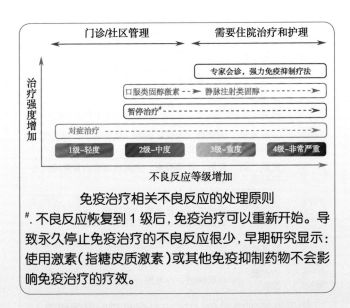

免疫治疗相关不良反应的处理原则

\#. 不良反应恢复到 1 级后, 免疫治疗可以重新开始。导致永久停止免疫治疗的不良反应很少, 早期研究显示: 使用激素 (指糖皮质激素) 或其他免疫抑制药物不会影响免疫治疗的疗效。

## 8 接受免疫治疗前需要进行哪些检查

- 在开始免疫治疗之前, 医生会给您进行一系列的检查, 称为基线检查。这些检查看起来较为繁多, 但是这对于评估您的身体状况和可能发生的不良反应是**非常必要**的[5]。

| | | |
|---|---|---|
|  | 一般情况 | 体格检查（包括神经系统检查），全面询问自身免疫性疾病、内分泌疾病及感染性疾病（肝炎、艾滋病等）病史、吸烟史、家族史、是否怀孕、既往接受抗肿瘤治疗的情况和基线用药情况，以及排便习惯 |
|  | 影像学检查 | 胸、腹和盆腔CT |
|  | 一般血液学检查 | 血常规，生化（血糖、血脂等），感染性疾病筛查 |
|  | 皮肤、黏膜检查 | 皮肤、黏膜检查，尤其针对有自身免疫性皮肤病史的患者 |
|  | 内分泌相关检查 | 甲状腺功能检测包括促甲状腺激素、游离甲状腺素等；肾上腺功能检测，包括早晨8点血浆皮质醇、促肾上腺皮质激素等 |
|  | 肺部检查 | 静息或活动时血氧饱和度，常规胸部影像学检查 |
|  | 心血管检查 | 心肌酶谱，心电图，心脏彩超 |

**中国临床肿瘤学会（CSCO）I 级推荐的基线检查**

# 二、应对有方：

识别肿瘤免疫治疗相关不良反应及自我管理

## ① 出现皮肤瘙痒、皮疹怎么办

● 出现瘙痒、皮疹、红斑、起疱、白斑等皮肤症状，应**避免用手抓挠或接触刺激物**，外出时**做好防晒**[6]。

● 此外，接受免疫治疗的患者也可能发生反应性皮肤毛细血管增生症（RCCEP），表现为单个或多个皮肤结节，可能伴发破裂出血。根据病情需要，采取治疗措施、防止感染[5]。

● 出现任何上述或其他皮肤症状，**应立即向医护人员报告并就诊**。

| 皮疹 | 瘙痒 | 水疱 |

**皮肤不良反应常见症状**

您的医生将根据不同严重程度进行相应的处理[1]

| | 级别 | 症状 | 处理 |
|---|---|---|---|
| 皮疹/瘙痒 | 1级 | 皮疹区域 <10% 体表面积，伴或不伴症状 | 局部使用保湿润肤霜，口服或局部使用抗过敏药止痒，和/或局部使用激素软膏；继续免疫治疗 |
| | 2级 | 皮疹区域占 10%~30% 体表面积，伴或不伴症状 | |
| | 3级 | 皮疹区域 <30% 体表面积，伴或不伴症状 | 局部使用保湿润肤霜，口服或局部使用抗过敏药止痒，和/或局部使用强效激素软膏和静脉激素；暂停免疫治疗，待不良反应缓解后重新开始 |
| | 4级 | 皮疹区域 >30% 体表面积，伴感染或其他并发症 | 静脉激素，专家会诊；免疫治疗永久停用 |

● **日常护理，您可以**[6]：

1. 保持皮肤清洁、湿润，每天使用无酒精、无刺激性的保湿润肤霜，用纸巾时避免来回擦拭；

2. 清洁皮肤时使用无刺激性的皂液、浴液，水温不宜过高；

3. 外出时做好防晒，如戴遮阳帽、打遮阳伞、涂防晒霜；

4. 穿柔软宽松的纯棉衣服，不要穿化纤和布料较硬的衣物，以防摩擦皮肤；

5. 勤剪指甲，以免指甲过长抓破皮肤。

## 2 腹泻、腹痛怎么办

● 腹痛、腹泻等胃肠道不良反应可能同时伴有里急后重感（很想排便却总有排便不尽的感觉）、血便或黏液便，需要**多喝水，清淡饮食**，少吃高纤维食物；每次便后用**柔**

软的卫生纸擦拭，并用**温水清洗**，并**避免肛周皮肤破损**[6]。

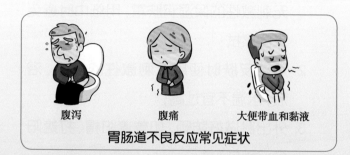

腹泻   腹痛  大便带血和黏液

胃肠道不良反应常见症状

● 如果每日排便次数增加到 4 次及以上，或出现任何上述或其他症状时，**应立即向医护人员报告并就诊。**

您的医生将根据不同严重程度进行相应的处理[1]

| | 级别 | 症状 | 处理 |
|---|---|---|---|
| 腹泻 / 结肠炎 | 1 级 | 每日腹泻次数较平时增加 <3 次，一般情况良好 | 止泻、补液；继续免疫治疗 |
| | 2 级 | 每日腹泻次数较平时增加 4~6 次，或有腹痛、血便或恶心，或有夜间症状 | 口服激素，肠镜检查；暂停免疫治疗，待不良反应缓解后重新开始 |

| | 级别 | 症状 | 处理 |
|---|---|---|---|
| 腹泻/结肠炎 | 3级 | 每日腹泻次数较平时增加 >6 次，或餐后 1 小时内出现症状；1/2 级腹泻频次伴脱水、发热或心跳加快等其他症状 | 入院治疗，肠镜检查，使用静脉激素，甚至强力免疫抑制药物；免疫治疗永久停用 |
| | 4级 | | |

● **日常护理，您可以**[6]:

1. 监测体重，留意食欲、饮食情况和排便情况；

2. 少吃这些食物：高纤维食物、油腻食物、生食、乳制品、糖果、酒和咖啡等；

3. 可尝试适当的按摩、针灸等舒缓治疗方式，可能会有一定效果。

## ③ 出现咳嗽、气促是怎么回事

● 咳嗽、咳痰、气促、胸痛、胸闷等可能是肺部不良反应的表现，不能轻视。

咳嗽

气促

胸痛

肺部不良反应常见症状

● 如果出现上述症状或原有症状加重，**应立即向医护人员报告并就诊。**

您的医生将根据不同严重程度进行相应的处理[1]

|     | 级别 | 症状 | 处理 |
| --- | --- | --- | --- |
| 肺炎 | 1级 | 无症状，影像学检查时发现 | 进行检查以排除其他原因；可能需要暂停免疫治疗 |
|     | 2级 | 气促，咳嗽，胸痛 | 抗生素（如有感染），口服激素，胸部 CT、支气管镜等检查；暂停免疫治疗 |
|     | 3级 | 症状加重，呼吸困难 | 入院治疗，使用静脉激素，甚至强力免疫抑制药物；免疫治疗永久停用 |
|     | 4级 | | |

● 既往有慢性肺病的患者属于高危人群，应密切关注[5]。

- 您的医生会让您定期进行肺部影像学检查，如果检查结果异常，应及时复诊[5]。

## ④ 眼白发黄是怎么回事

- 眼白或皮肤发黄可能是肝脏不良反应的表现，其他相关症状还包括困倦、疲惫、食欲下降、早饱、尿液颜色变暗（茶色）等。

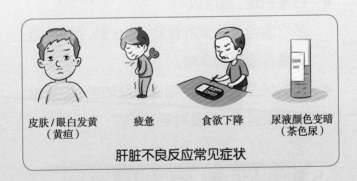

皮肤/眼白发黄　　疲惫　　食欲下降　　尿液颜色变暗
（黄疸）　　　　　　　　　　　　　　　　（茶色尿）

肝脏不良反应常见症状

- 一旦出现上述或其他症状时，**应立即向医护人员报告并就诊。**

您的医生将根据不同严重程度进行相应的处理[1]

| | 级别 | 症状 | 处理 |
|---|---|---|---|
| 肝脏不良反应 | 1级 | 无症状，根据肝功能检查结果发现 | 定期检查肝功能；可能需要暂停免疫治疗 |
| | 2级 | | 进一步检查肝功能，口服激素；暂停免疫治疗，待不良反应缓解后考虑重新开始 |
| | 3级 | 疲惫，轻微关节或肌肉疼痛，食欲下降/体重减轻，恶心，腹泻，腹胀，瘙痒，皮疹；可能症状轻微或无症状 | 口服/静脉激素；暂停免疫治疗 |
| | 4级 | | 入院治疗，使用静脉激素，专家会诊；免疫治疗永久停用 |

- **日常护理，您可以**[6]：

  多吃富含维生素的食物，如水果、蔬菜，避免进食油腻的食物。

- 您的医生会让您定期监测肝功能，如果检查结果异常，应及时复诊[5]。

## ⑤ 变得怕热、脾气暴躁是怎么回事

- 肿瘤免疫治疗可能引起内分泌相关的不

良反应，以**轻、中度**的甲状腺功能亢进症（简称甲亢）、甲状腺功能减退症（简称甲减）较为多见。如果出现怕热、焦躁、食欲亢进、体重减轻，可能是发生了甲亢；而怕冷、嗜睡、疲乏、体重增加，则可能是发生了甲减。

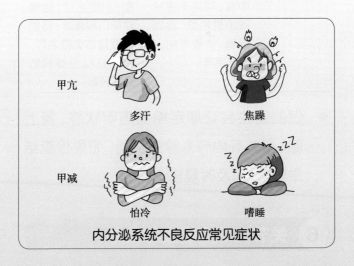

甲亢　多汗　焦躁

甲减　怕冷　嗜睡

内分泌系统不良反应常见症状

● 一旦有上述或其他症状，**应立即向医护人员报告并就诊。**

您的医生可能采取的处理措施[1]

| | 级别 | 症状 | 处理 |
|---|---|---|---|
| 甲亢 | — | 通常为暂时性，轻、中度，可能无症状，或出现怕热、多汗、心悸、焦躁、食欲亢进、体重减轻、入睡困难等 | 定期检查甲状腺功能；对症治疗；暂停免疫治疗，待不良反应缓解后重新开始 |
| 甲减 | — | 通常为暂时性，轻、中度，可能无症状，或出现怕冷、嗜睡、便秘、体重增加、情绪低落等 | 定期检查甲状腺功能；对症治疗，酌情使用口服激素；可能需要暂停免疫治疗，待不良反应缓解后重新开始 |

● 您的医生会让您定期监测甲状腺、肾上腺、垂体等内分泌腺的功能，如果检查结果异常，应及时复诊[5]。

## 6 关节突然疼痛该怎么办

● 肿瘤免疫治疗期间可能出现肌肉或关节的疼痛、肿胀、红斑等，导致行走困难。

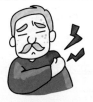
关节疼痛

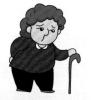
行走困难

肌肉骨骼与关节不良反应常见症状

● 一旦感到肌肉、关节不适,**应立即向医护人员报告并就诊。**

您的医生将根据不同严重程度进行相应的处理[1]

| | 级别 | 症状 | 处理 |
|---|---|---|---|
| 类风湿性 /<br>骨骼肌<br>不良反应 | 1级 | 肌肉或关节疼痛、肿胀,晨起关节僵硬、活动不灵活等 | 口服止痛药,低剂量口服激素;可能需要暂停免疫治疗 |
| | 2级 | | |
| | 3级 | | 专家会诊,可能采用大剂量激素或静脉免疫抑制药物;可能需要暂停或永久停用免疫治疗 |
| | 4级 | | |

● **日常护理,您可以**[6]:

1. 在轻度关节疼痛时,每日适当活动,改善体力和睡眠,有助于缓解疼痛;

23

2. 在活动前做好热身，并在活动过程中注意保护关节，防止跌倒；
3. 在起床、久坐站起等变换体位的时候，动作尽量缓慢一些。

## 7 出现了血尿，严重吗

- 血尿、尿量减少，踝部、四肢乃至全身的肿胀等可能是肾脏不良反应的表现，非常少见。

- 一旦出现上述或其他症状，**应立即向医护人员报告并就诊**。

您的医生将根据不同严重程度进行相应的处理[1,5]

| | 级别 | 症状 | 处理 |
|---|---|---|---|
| 肾脏不良反应 | 1级 | 肾功能检查结果异常，尿量减少，血尿，踝部肿胀，食欲减退等 | 定期检查肾功能，继续免疫治疗 |
| | 2级 | | 使用静脉激素，专家会诊；根据严重程度，暂停或永久停用免疫治疗 |
| | 3级 | | |
| | 4级 | | |

- 您的医生会让您定期监测肾功能, 如果检查结果异常, 应及时复诊[5]。

## 8 感觉肌肉无力、麻木, 需要去医院吗

- 很少一部分接受肿瘤免疫治疗的患者可能出现神经系统相关的不良反应, 包括肌肉无力、麻木或不自主抖动, 行走不稳, 头痛, 尿失禁, 认知或言语障碍, 以及昏迷等。

- 一旦出现上述或其他症状, **应立即向医护人员报告并就诊。**

您的医生将根据不同严重程度进行相应的处理[1,5]

- 中度及以上的神经系统不良反应, 使用口服或静脉激素; 根据严重程度, 暂停或永久停用免疫治疗。

## 9 出现胸痛、心悸，在家休息就可以了吗

● 心脏相关的不良反应非常少见，但不可掉以轻心。一旦感到胸闷、胸痛、心悸、出汗、呼吸困难，或是感到乏力、活动力下降，或是发现踝部水肿，千万不能认为在家休息就可以，**而应立即向医护人员报告并就诊。**

您的医生将可能采取的处理措施[1]

- 心脏不良反应须及早入院治疗，使用激素或其他免疫抑制药物
- 联合心内科及其他专科专家会诊

● 您的医生会让您定期检查心电图和相关血液指标等，如果检查结果异常，应及时复诊[5]。

## ⑩ 突然发现看东西有点模糊，会是不良反应吗

- 如果出现视力的改变，如视物模糊、飞蚊症（眼前有飘动的小黑影）、色觉异常，甚至视力缺失或丧失，伴有或不伴头痛，可能是发生了眼部的不良反应，不能疏忽大意，也不能忍一忍熬过去，**应立即向医护人员报告并就诊。**

您的医生将根据不同严重程度进行相应的处理[5]

- 中度及以上的眼部不良反应，须眼科会诊，局部或系统性使用激素；根据严重程度，暂停或永久停用免疫治疗

## 11 感到乏力或乏力加重，是不是休息一下就好了

- 身患肿瘤的患者常常会觉得疲乏、无力。其实，乏力也是最常见的一种免疫治疗相关不良反应，发生时间不一，程度轻重也不一[7]。

- 另外，乏力还可能是其他器官或系统的免疫治疗相关不良反应的症状之一，如肝炎，以及内分泌相关的甲减、垂体炎、肾上腺皮质功能减退等[1,5,8]。因此，接受免疫治疗的患者如果感到乏力或乏力加重，切勿小视，**及时向医护人员报告**，才不会耽误可能的不良反应的诊治。

## 12 半夜突发紧急症状，到急诊时我该向医生说什么

- 当您突发紧急症状时，最好能有亲友陪伴

支持。为了帮助急诊医生更好地了解您的病情，请您和亲友记住以下几点，向急诊医生说明：

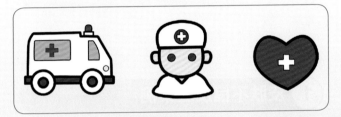

1. 您正在接受肿瘤免疫治疗以及具体的免疫治疗药物是什么；
2. 您正在使用的其他任何药物和治疗方式；
3. 记得携带病历本和您平时记录的"不良反应日志"，作为医生评估病情的重要依据。

● 也请您的亲友及时向您的主治医生或医护人员报告病情，以便得到最及时和恰当的治疗。

# 三、共建信心：

## 肿瘤免疫治疗相关不良反应救治的典型案例

## 1 皮肤不良反应案例

### 苔藓样皮疹病例

| 患者：女性，59岁，就诊于北京大学肿瘤医院 | |
|---|---|
| 诊断 | 右足恶性黑色素瘤（Ⅳ期） |
| 免疫治疗药物 | 化疗进展后特瑞普利单抗单药治疗，每2周一次（临床研究） |
| 免疫治疗后出现不良反应的时间及症状 | 治疗半年后，患者出现手、足皮疹 |
| 患者的自我管理 | 及时向主管医生报告 |
| 相关检查 | ● 化验未见异常<br>● 肿瘤病灶控制稳定<br>● 综合医院皮肤科就诊 |
| 不良反应诊断 | 苔藓样皮疹 |

| 患者：女性，59 岁，就诊于北京大学肿瘤医院 | |
| --- | --- |
| 处理措施及转归 | ● 遵皮肤科建议给予皮肤保护剂（氧化锌洗剂、黄连氧化锌霜）外用，继续应用 PD-1 单抗<br>● 4 周后患者皮疹逐步缓解，肿瘤控制良好 |

病例提供并整理：北京大学肿瘤医院肾癌黑色素瘤内科　斯　璐　主任医师

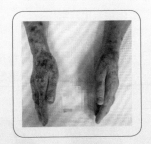

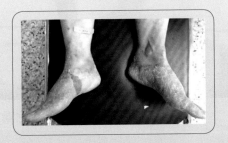

## 水泡样皮疹病例

| | |
|---|---|
| **患者：女性，66岁，就诊于北京大学肿瘤医院** | |
| 诊断 | 右肾盂尿路上皮癌（Ⅳ期） |
| 免疫治疗药物 | 化疗进展后特瑞普利单抗单药治疗，每2周一次（临床研究） |
| 免疫治疗后出现不良反应的时间及症状 | 治疗2个周期后，患者肩部出现散在水泡样皮疹（初期） |
| 患者的自我管理 | 及时向主管医生报告 |
| 相关检查 | 化验未见异常 |
| 不良反应诊断 | 水泡样皮疹 |
| 处理措施及转归 | 未给予特殊药物处理，维持PD-1单抗治疗，4周后皮疹结痂脱落好转（愈合期） |

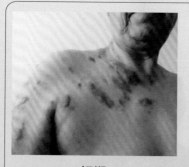

初期

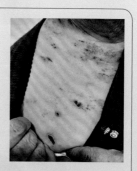

愈合期

病例提供并整理：北京大学肿瘤医院肾癌黑色素瘤内科　斯　璐　主任医师

32

【点评】 皮肤不良反应是免疫检查点抑制剂导致的最常见的不良反应，包括皮疹、瘙痒和白癜风等，通常发生在治疗的早期，治疗后几天或几周后都有可能出现，也可能延迟至治疗数月后。多数皮肤不良反应可通过适当的干预，如对症治疗或使用糖皮质激素而不影响免疫治疗的继续，早期发现并及时处理将有利于改善整个疾病诊治的结局。出现皮肤不良反应后，应保持皮肤的清洁与湿润，可使用无酒精、无刺激性的保湿润肤霜，每日2～3次；洗浴时应使用温水，避免水温过高损伤皮肤；可穿着质地柔软宽松的纯棉衣服，防止因衣服材质粗糙或摩擦使皮肤破损；对于瘙痒，局部可使用含清凉剂（如薄荷）的外用产品，或轻拍局部皮肤加以缓解，避免用手抓挠皮肤。如出现不良反应，建议及时就诊、协助诊治。

## ② 胃肠道不良反应案例

### 腹泻病例

| | |
|---|---|
| 患者：男性，69岁，就诊于北京大学肿瘤医院 | |
| 诊断 | 胃腺癌，多发肺转移（2015年11月下旬确诊） |
| 免疫治疗药物 | 2015年12月19日开始化疗（奥沙利铂＋卡培他滨），之后疾病进展，因多线治疗后无标准治疗，于2016年3月14日采用帕博利珠单抗单药治疗，每2周一次 |
| 免疫治疗后出现不良反应的时间及症状 | 治疗2个周期后，患者出现腹泻，每日最多8次，为黄色水样便 |
| 患者自我管理措施 | 及时向主管医生报告 |
| 相关检查 | 直肠镜检查 |
| 不良反应诊断 | 免疫治疗相关性肠炎 |
| 处理措施及转归 | ● 对症治疗后，腹泻次数明显减少，食欲和乏力改善，但之后出现间断血便，量稍大，不易止血<br>● 经全科讨论，考虑内痔出血，暂停免疫治疗，并于2016年4月11日进行内痔切除术，术后仍有间断血便，直肠镜见直肠黏膜充血、糜烂、渗血<br>● 予以口服激素（甲泼尼龙片）治疗，而后便血情况改善，激素缓慢减量，期间同时进行中药口服及灌肠治疗5周，便血明显减少 |

病例提供并整理：北京大学肿瘤医院消化肿瘤内科　彭　智　副主任医师

## 血便病例

| | |
|---|---|
| 诊断 | 胃腺癌，多发转移（2019 年 8 月 19 日确诊） |
| 免疫治疗药物 | 2019 年 8 月 29 日起采用信迪利单抗联合化疗（奥沙利铂＋卡培他滨），每 3 周一次（临床研究） |
| 免疫治疗后出现不良反应的时间及症状 | 治疗 2 个月时（2019 年 11 月 2 日），患者出现鲜血便，每日 2～3 次，大便不成形，伴有下腹部疼痛和里急后重感（很想排便却总有排便不尽的感觉） |
| 患者自我管理措施 | 及时向主管医生报告 |
| 相关检查 | — |
| 不良反应诊断 | 免疫治疗相关性直肠炎，2 级 |
| 处理措施及转归 | ● 予以口服激素（泼尼松片）治疗 <br> ● 同时进行抗感染（美沙拉嗪灌肠）、调节肠道菌群等治疗 <br> ● 之后患者血便缓解，无腹痛、腹胀等不适，再次复查时饮食、睡眠、排便正常 |

病例提供并整理：北京大学肿瘤医院消化肿瘤内科　彭　智　副主任医师

【点评】　免疫相关肠炎多发生于使用免疫治疗后 4～8 周。腹泻是免疫相关肠炎最常见的症状，但是这与很多患者本身疾病或者其他因素引起的症状没有特别之处，因此一旦发生腹泻，特别是比较严重的腹泻（每日排便大于 6 次），需要很好的鉴别诊断，以排除其他原因引起。如果腹泻合并了出血、腹痛等其他症状，鉴别诊断仍然是至关重要的。目前肠镜是诊断免疫相关肠炎重要的检查手段，建议在临床诊断上存在困难时，考虑第一时间予以肠镜检查明确可能的原因。绝大部分的肠炎在进行对症处理或者激素治疗后都能够治愈，但是及时的诊断和处理是控制肠炎最好的办法。如果患者自己不能很好地把握疾病的轻重缓急，可以在发生后尽快告知主管医生，决定是否进行肠镜检查和进一步的诊治。而且值得注意的是，消化科医生对免疫治疗引起的肠炎认识仍然不足，首次就诊请尽量联系自己的主管医生是否决定消化科就诊。

## 免疫治疗相关性肺炎病例 1

| 患者：男性，57岁，就诊于同济大学附属上海市肺科医院 | |
| --- | --- |
| 诊断 | 晚期肺癌（IV期，腺癌，*EGFR*、*ALK*、*ROS1*等基因突变阴性） |
| 免疫治疗药物 | 化疗（培美曲塞＋卡铂）进展后，纳武利尤单抗单药治疗，每2周一次 |
| 免疫治疗后出现不良反应的时间及症状 | 纳武利尤单抗治疗2年半后，患者新发咳嗽伴胸闷 |
| 患者的自我管理 | 及时向主管医生报告 |
| 相关检查 | <ul><li>动脉血气：氧分压略低于正常值范围</li><li>肺功能：$FEV_1$低于正常值范围</li><li>胸部CT：左肺下叶新增实变影及渗出改变，非特异性肺炎</li></ul> |
| 不良反应诊断 | 免疫治疗相关性肺炎，2级 |
| 处理措施及转归 | <ul><li>立刻暂停免疫治疗</li><li>予以激素（甲泼尼龙）治疗，以及止咳、平喘等对症处理</li><li>3天后患者症状明显好转，3周后复查胸部CT，左下肺实变影较前吸收，复测动脉血气基本正常，激素逐渐减量</li><li>6周后复查胸部CT，左下肺实变影基本吸收</li></ul> |

**患者：男性，57 岁，就诊于同济大学附属上海市肺科医院**

| 处理措施及转归 | ● 后因患者影像学表现接近完全缓解，用药 2 年半以上，未再继续免疫治疗，至停药 17 个月时疾病未进展 |
| --- | --- |

EGFR：表皮生长因子受体；ALK：间变性淋巴瘤激酶；ROS1：c-肉瘤致癌因子 - 受体酪氨酸激酶；$FEV_1$：第 1 秒用力呼气容积；CT：计算机断层扫描

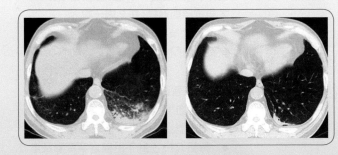

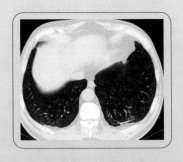

病例提供并整理：同济大学附属上海市肺科医院肿瘤科　苏春霞　副主任医师

## 免疫治疗相关性肺炎病例 2

| 患者：男性，67 岁，就诊于同济大学附属上海市肺科医院 | |
|---|---|
| 诊断 | 非小细胞肺癌（ⅢB 期，鳞癌） |
| 免疫治疗药物 | 化疗（吉西他滨 + 顺铂）联合信迪利单抗治疗，每 3 周一次（临床研究） |
| 免疫治疗后出现不良反应的时间及症状 | 治疗 2 周后，患者出现咳嗽、咳黄色脓痰，伴发热、气短 |
| 患者的自我管理 | 及时向主管医生报告 |
| 相关检查 | <ul><li>体温 39.1℃，血常规显示白细胞升高</li><li>动脉血气显示缺氧</li><li>肺功能较差</li><li>痰培养阴性，呼吸道相关病毒检测阴性</li><li>胸部 CT：双肺新增多发斑片影、小结节影，渗出影（隐匿性肺炎）</li><li>请心内科、呼吸科医生会诊，排除急性左心衰等其他疾病</li></ul> |
| 不良反应诊断 | 免疫治疗相关性肺炎，2 级 |
| 处理措施及转归 | <ul><li>立刻暂停免疫治疗</li><li>给予静脉激素（甲泼尼龙）及抗生素（比阿培南 + 左氧氟沙星），以及止咳化痰、平喘等对症处理</li><li>3 天后患者症状明显好转，3 周后患者复查胸部 CT 显示双肺斑片影较前吸收，复测动脉血气指标基本正常，改口服抗生素（头孢呋辛）1 周，激素逐渐减量</li></ul> |

| 患者：男性，67岁，就诊于同济大学附属上海市肺科医院 |
|---|
| 处理措施及转归 | ● 6周后复查胸部CT，双肺斑片影基本吸收，恢复化疗，激素减至低剂量时恢复信迪利单抗治疗，后未再发生免疫治疗相关性肺炎 |

CT：计算机断层扫描

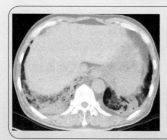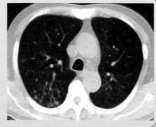

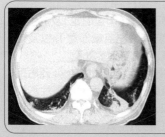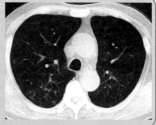

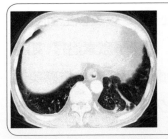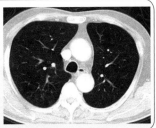

病例提供并整理：同济大学附属上海市肺科医院肿瘤科　苏春霞　副主任医师

【点评】　免疫相关肺部不良反应中位发生时间在 2.8 个月左右，但如以上病例所示，尚不能忽视长期接受免疫治疗患者发生免疫相关肺炎的可能性。临床症状主要包括呼吸困难、咳嗽、发热或胸痛，偶尔会发生缺氧且会快速恶化以致呼吸衰竭。患者在接受免疫治疗过程中出现上述症状时应立即向医生报告，医生需要重视症状提示，及时完善患者胸部 CT 检查。约 1/3 的患者无任何症状，仅有影像学异常，可表现为隐源性机化性肺炎、磨玻璃样肺炎、间质性肺炎、过敏性肺炎和其他非特异性肺炎。1

级肺炎患者无需特殊处理；2级及以上肺炎患者，除暂停免疫治疗外，尽快予激素治疗，如不能完全排除感染，需考虑加用经验性抗感染治疗；3~4级肺炎患者永久停用免疫治疗。

 **肝脏不良反应案例**

### 免疫治疗相关性肝炎病例1

| 患者：女性，39岁，就诊于天津市肿瘤医院 | |
| --- | --- |
| 诊断 | 肺癌（ⅢA期，腺癌）（2019年6月确诊） |
| 免疫治疗药物 | 手术前化疗2个周期后，2019年8月15日采用帕博利珠单抗联合靶向治疗（贝伐珠单抗）和化疗（培美曲塞＋卡铂） |
| 免疫治疗后出现不良反应的时间及症状 | 免疫联合化疗及靶向治疗1个周期后，即9月3日，复查肝功能，患者AST和ALT升高，AST达到正常值上限的3倍，总胆红素正常。降转氨酶治疗后，AST轻度下降。但9月12日患者开始出现咳嗽加剧、发热、乏力；9月16日AST又升高至正常值上限的12倍 |
| 患者的自我管理相关检查 | 积极配合检查<br>● 复查胸部CT<br>● 每隔3天复查转氨酶AST、ALT<br>● 结核杆菌涂片、细菌培养：未见明显异常 |

| 患者：女性，39岁，就诊于天津市肿瘤医院 | |
|---|---|
| 不良反应诊断 | 免疫治疗相关性肝炎，3级 |
| 处理措施及转归 | <li> 2019年9月16日先予以激素（甲泼尼龙）治疗，期间患者仍有间断高热，AST下降至正常值上限的6倍后不再下降</li><li> 10月2日，经综合分析病情后给予激素加量治疗，之后患者各项指标逐渐恢复正常，病情稳定，未再出现发热</li><li> 不良反应症状恢复后，患者于10月24日进行了第4周期靶向治疗联合化疗，并于2019年12月9日成功进行了右肺上叶肿物根治术</li> |

AST：天门冬氨酸氨基转移酶；ALT：丙氨酸氨基转移酶；CT：计算机断层扫描

病例提供并整理：天津市肿瘤医院生物治疗科　张维红　主治医师

### 免疫治疗相关性肝炎病例2

| 患者：男性，51岁，就诊于河南省肿瘤医院 | |
|---|---|
| 诊断 | 肺鳞癌（2018年9月28日确诊） |
| 免疫治疗药物 | 2018年11月30日开始使用帕博利珠单抗，2018年12月19日起采用帕博利珠单抗联合化疗（吉西他滨＋顺铂） |
| 免疫治疗后出现不良反应的时间及症状 | 2018年12月29日患者AST和ALT均升高，分别达到正常值上限的5倍和7倍，总胆红素升高至正常值上限的3倍多 |
| 患者的自我管理 | 积极配合检查 |

| 患者：男性，51 岁，就诊于河南省肿瘤医院 | |
|---|---|
| 相关检查 | 复查 AST、ALT，MRI；转介入科进行"经皮肝穿刺胆道造影加置管引流术"；肝活检 |
| 不良反应诊断 | 免疫相关性肝炎 |
| 处理措施及转归 | ● 给予静脉激素（甲泼尼龙琥珀酸钠）、保肝利胆治疗以及抗病毒治疗后，AST、ALT、总胆红素继续升高 |
| | ● 继续保肝、利胆、激素治疗，2019 年 1 月 5 日 AST、ALT 稍有下降，激素减量后，AST、ALT 继续下降，但是总胆红素仍在上升 |
| | ● 2019 年 1 月 10 日"经皮肝穿刺胆道造影加置管引流术"未发现胆道梗阻及扩张情况，2019 年 1 月 12 日—14 日给予大剂量激素治疗，之后逐渐减量 |
| | ● 激素使用过程中，患者转氨酶逐渐恢复正常，但是总胆红素下降缓慢甚至出现上升，于是 2019 年 1 月 25 日—29 日再次给予大剂量激素，并联合其他免疫抑制剂（吗替麦考酚酯胶囊）治疗，同时进行血浆置换治疗 |
| | ● 而后将激素缓慢逐渐减量，并改为口服激素（甲泼尼龙片），停用保肝药；2019 年 3 月 28 日患者胆红素恢复正常，停用激素 |

AST：天门冬氨酸氨基转移酶；ALT：丙氨酸氨基转移酶；MRI：磁共振成像

病例提供并整理：河南省肿瘤医院药学部　杜　娟　临床药师

【点评】 免疫检查点抑制剂导致的肝损伤不同于常见的药物性肝损伤,它是由免疫检查点抑制剂治疗后引起的免疫状态增强所导致,为免疫相关性肝炎。由于患者临床表现一般没有特异性(有时有发热、疲乏、食欲下降、早饱等症状;胆红素升高时可出现皮肤/眼白发黄、茶色尿等),因此常在常规检查中发现,主要表现为 ALT 和(或)AST 升高,伴或不伴有胆红素升高。常规保肝药对免疫相关性肝炎无效,往往需要使用 4~6 周甚至更长时间的激素治疗。

## ⑤ 内分泌系统不良反应案例

### 免疫治疗相关性甲状腺功能减退症病例

| 患者:女性,48 岁,就诊于浙江省肿瘤医院 | |
| --- | --- |
| 诊断 | 晚期肺癌(Ⅳ期,腺癌,*EGFR*、*ALK*、*ROS1* 等基因突变阴性) |
| 免疫治疗药物 | 化疗失败后,纳武利尤单抗单药治疗 |
| 免疫治疗开始前检查 | 桥本甲状腺炎,亚临床甲状腺功能减退,其他检查正常 |

| 患者：女性，48 岁，就诊于浙江省肿瘤医院 | |
|---|---|
| 免疫治疗后出现不良反应的时间及症状 | 治疗 2 个疗程后，患者出现轻度全身乏力 |
| 患者的自我管理相关检查 | 及时向主管医生报告，配合医生治疗复查甲状腺功能 |
| 不良反应诊断 | 免疫治疗相关性甲状腺功能减退，2 级 |
| 处理措施及转归 | ● 继续给予免疫治疗<br>● 给予左甲状腺素钠片 1 片，每日 1 次；治疗 2 周，患者症状无明显缓解，改为左甲状腺素钠片 2 片，每日 1 次，之后患者症状缓解，复查甲状腺功能恢复正常 |

EGFR：表皮生长因子受体；ALK：间变性淋巴瘤激酶；ROS1：c-肉瘤致癌因子-受体酪氨酸激酶

病例提供并整理：浙江省肿瘤医院胸部肿瘤内科　范　云　主任医师

【点评】 免疫相关甲状腺不良反应发生率为 5%～10%，以甲状腺功能减退更为常见。症状缺乏特异性，主要依赖甲状腺功能的监测。应用免疫治疗药物时，患者如果出现乏力、畏寒、便秘等，应告知主管医生，需要考虑是否存在甲状腺功能减退的可能。免疫治疗引起的甲状腺功能异常很少超过 2 级，通过及时检查和对症处理或替代治疗，极少引起致死性甲状腺危象。值得注意的是，文献报道和临床经验提示，基线（即治疗前）甲状腺自身抗体阳性及促甲状腺激素（TSH）水平升高与免疫治疗引起甲状腺功能异常的风险相关，这些患者更需警惕发生免疫治疗相关甲状腺功能异常的可能。

## 6 放疗后免疫治疗相关不良反应案例

### 免疫治疗相关性肺炎病例

| 患者：男性，65 岁，就诊于复旦大学附属肿瘤医院 | |
|---|---|
| 诊断 | 晚期非小细胞肺癌（ⅢB 期，腺癌，*EGFR*、*ALK*、*ROS1* 基因突变阴性，*KRAS* 基因突变阳性） |
| 免疫治疗药物 | 同步化疗（培美曲塞 + 卡铂 + 贝伐珠单抗）联合放疗进展后，PD-L1 单抗（基石 CS1001）单药治疗，每 3 周一次（临床研究） |

| 患者：男性，65 岁，就诊于复旦大学附属肿瘤医院 | |
|---|---|
| 免疫治疗后出现不良反应的时间及症状 | 治疗 1 个疗程后，患者新发咳嗽、咳白色痰 |
| 患者的自我管理 | 配合医生诊疗 |
| 相关检查 | <ul><li>动脉血气：$PaO_2$ 略低于正常值范围</li><li>肺功能：$FEV_1$ 低于正常值范围</li><li>CRP：高于正常值上限，提示炎症</li><li>胸部 CT：右肺及左肺下叶新见多发炎症改变</li><li>其余检查未见异常</li></ul> |
| 不良反应诊断 | 免疫治疗相关性肺炎，3 级 |
| 处理措施及转归 | <ul><li>暂停免疫治疗</li><li>给予口服激素（泼尼松片）治疗，咳嗽、咳痰症状较前好转</li><li>4 周后复查胸部 CT 显示，右肺斑片影及类结节较前增多、增大，换用静脉激素（甲泼尼龙琥珀酸钠）治疗</li><li>1 周后复查胸部 CT，未有好转，改用抗肺纤维化治疗（尼达尼布＋乙酰半胱氨酸）＋口服激素（泼尼松片）治疗，患者症状好转</li></ul> |

EGFR：表皮生长因子受体；ALK：间变性淋巴瘤激酶；ROS1：c- 肉瘤致癌因子 - 受体酪氨酸激酶；

KRAS：鼠类肉瘤病毒癌基因；$PaO_2$：动脉血氧分压；$FEV_1$：第 1 秒用力呼气容积；CRP：C 反应蛋白；CT：计算机断层扫描

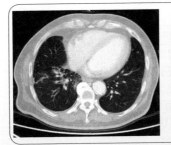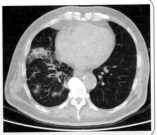

病例提供:复旦大学附属肿瘤医院肿瘤内科　胡志皇　主治医师

病例整理:复旦大学附属肿瘤医院放射治疗科　朱正飞　主任医师

## 免疫治疗相关肺炎病例

患者:男性,64 岁,就诊于复旦大学附属肿瘤医院

| | |
|---|---|
| 诊断 | 局部晚期肺癌(ⅢB 期,腺癌),*KRAS* 基因突变阳性 |
| 免疫治疗药物 | 化疗(培美曲塞 + 顺铂)2 个周期并行同步放疗后,于 2019 年 1 月 30 日开始采用纳武利尤单抗治疗 6 个周期 |
| 免疫治疗后出现不良反应的时间及症状 | ● 免疫治疗 4 个周期后,即 2019 年 3 月 18 日复查胸部 CT 时发现轻度间质性肺炎改变,无症状,嘱患者在密切随访下继续免疫治疗,同时给予抗肺纤维化治疗(口服乙酰半胱氨酸) |

| 患者：男性，64 岁，就诊于复旦大学附属肿瘤医院 | |
|---|---|
| 免疫治疗后出现不良反应的时间及症状 | ● 第 6 周期用药 2 天后（即 2019 年 4 月 20 日，免疫治疗近 3 个月），患者出现发热、咳嗽、咳痰、气短，胸部 CT 显示两肺间质性改变，抗感染治疗后症状无缓解 |
| 患者的自我管理 | 配合医生诊疗 |
| 相关检查 | ● 体温：38.5°C<br>● 动脉血气：$PaO_2$、氧饱和度降低，提示缺氧<br>● CRP 升高；病原体检查均为阴性<br>● 胸部 CT：两肺肺炎 |
| 不良反应诊断处理措施及转归 | 临床考虑为治疗后肺损伤，2 级<br>● 停止免疫治疗<br>● 立刻予以激素（甲泼尼龙）治疗，以及止咳、平喘等对症处理<br>● 3 天后患者症状明显好转，激素减量，复查胸部 CT 显示两肺炎症较前吸收，血气分析显示氧分压正常<br>● 激素继续逐渐减量，4 周减量结束。5 周后复查胸部 CT，两肺炎症较前再次有所吸收<br>● 之后患者胸部影像学检查评估肿瘤接近完全缓解，未再继续使用免疫治疗。至今肿瘤仍然控制良好，影像学表现为完全缓解 |

KRAS：鼠类肉瘤病毒癌基因；$PaO_2$：动脉血氧分压；CRP：C 反应蛋白；CT：计算机断层扫描

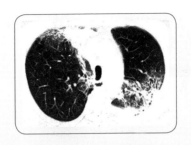

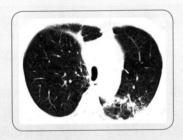

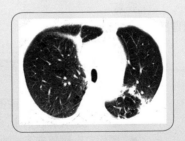

病例提供:复旦大学附属中山医院呼吸科 胡 洁 主任医师

病例整理:复旦大学附属肿瘤医院放射治疗科 朱正飞 主任医师

## 7 少见不良反应案例（肾脏、心脏、脑、眼）

## 肾脏不良反应案例

### 免疫治疗相关肾脏不良反应病例

| 患者：男性，65岁，就诊于广州医科大学附属第一医院 | |
|---|---|
| 诊断 | 晚期非小细胞肺癌（ⅢB期，鳞癌），*EGFR*、*ALK*、*ROS1*基因突变阴性，PD-L1约5%+ |
| 免疫治疗药物 | 化疗（白蛋白紫杉醇＋卡铂）联合帕博利珠单抗治疗，每3周一次 |
| 免疫治疗后出现不良反应的时间及症状 | 治疗3个疗程后，患者出现全身水肿，四肢、阴囊明显，肾功能检查显示肌酐升高 |
| 患者自我管理措施 | 及时向主管医生报告 |
| 相关检查 | <ul><li>肝功能：血清总蛋白、白蛋白降低</li><li>肾功能：尿素氮、肌酐升高至正常值上限的4倍左右</li><li>尿常规：尿隐血++，尿蛋白微量</li><li>超声：腹水，胸腔积液，心包积液</li><li>腹部CT：腹部皮下水肿</li><li>泌尿系统彩超：双肾大小正常，未见结石及积液，双肾血流未见明显异常</li></ul> |

| 患者：男性，65岁，就诊于广州医科大学附属第一医院 | |
|---|---|
| 相关检查 | ● 下肢静脉彩超：双下肢深静脉及大隐静脉近段未见异常声像，双小腿水肿<br>● 心电图等未见异常 |
| 不良反应诊断 | 免疫治疗相关肾脏不良反应，3级 |
| 处理措施及转归 | ● 暂停化疗和免疫治疗，完善相关检查<br>● 予以静脉激素（甲泼尼龙琥珀酸钠）治疗，第2天患者水肿好转，肾功能逐渐改善（尿素氮、肌酐下降至略高于正常值上限），1周后激素逐渐减量 |

EGFR：表皮生长因子受体；ALK：间变性淋巴瘤激酶；ROS1：c-肉瘤致癌因子-受体酪氨酸激酶；CT：计算机断层扫描

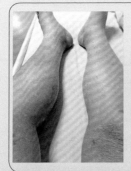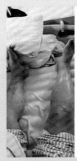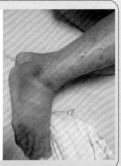

病例提供并整理：广州医科大学附属第一医院呼吸内科　周承志　主任医师

【点评】 肾功能不全较少见于 PD-1 单抗治疗的患者,发生率不足 1%。中国启动的 PD-1 单抗的临床研究中,肾功能不全的发生率也均少于 5%,且多为 1~2 级。在联合使用伊匹木单抗和纳武利尤单抗时发生率会增加,达 4.9%,其中 1.7% 为 3~4 级。同样,伊匹木单抗和纳武利尤单抗的序贯疗法(即先用伊匹木单抗,再用纳武利尤单抗)也使肾脏不良反应的发生率增加到 5.1%,其中 2.2% 出现 3~4 级肾炎。另外,帕博利珠单抗联合化疗可能也会引起肾脏不良反应的发生率增加。免疫治疗引起的肾损伤一般在开始 PD-1 单抗治疗后的 3~10 个月出现。本例患者为 PD-1 单抗联合化疗,3 个疗程后出现 3 级肾脏不良反应,需要住院处理。当地门诊仅予停药及对症处理(补充白蛋白和利尿治疗),效果欠佳。我院予静脉激素治疗后效果非常明显。

# 心脏不良反应案例

## 免疫治疗相关性心肌炎病例 1

| 患者：男性，70 岁，就诊于江苏省人民医院 | |
|---|---|
| 诊断 | 晚期非小细胞肺癌（Ⅳ期，腺癌） |
| 免疫治疗药物 | 化疗进展后帕博利珠单抗单药治疗，每 3 周一次 |
| 免疫治疗后出现不良反应的时间及症状 | 治疗 2 个周期后，患者出现胸闷，伴有心悸、出汗 |
| 患者自我管理措施 | 及时向主管医生报告 |
| 相关检查 | <ul><li>心电图：二度房室传导阻滞</li><li>心肌酶谱：肌钙蛋白 T、肌钙蛋白 I、肌酸激酶同工酶高于正常值上限，提示心肌损伤</li></ul> |
| 不良反应诊断处理措施及转归 | 免疫治疗相关性心肌炎，二度房室传导阻滞<ul><li>立刻暂停免疫治疗</li><li>予以静脉激素（甲泼尼龙）治疗，同时给予营养心肌能量代谢、对症处理</li><li>患者住院第 3 天出现二～三度房室传导阻滞，最低心率 40 次 / 分，此后心肌酶谱逐渐好转，但房室传导阻滞没有明显改善</li><li>住院第 3 周予以植入心脏起搏器，后续并未再重新使用免疫治疗或其他治疗，患者肿瘤病情较稳定且没有出现进展</li></ul> |

病例提供并整理：江苏省人民医院肿瘤科　吴　昊　副主任医师

## 免疫治疗相关性心肌炎病例 2

患者：男性，51 岁，就诊于江苏省人民医院

| | |
|---|---|
| 诊断 | 晚期肺癌（Ⅳ期，腺癌） |
| 免疫治疗药物 | 化疗进展后帕博利珠单抗单药治疗，每 3 周一次 |
| 免疫治疗后出现不良反应的时间及症状 | 治疗 1 个周期后，患者出现乏力、气促，活动耐力明显下降 |
| 患者自我管理措施 | 及时向主管医生报告 |
| 相关检查 | ● 心肌酶谱显示肌钙蛋白 T、肌钙蛋白 I、肌红蛋白、肌酸激酶同工酶高于正常值上限，以及 B 型脑钠肽显著高于正常值上限，均提示心肌损伤<br>● 心脏彩超：射血分数 40%，提示心功能不全 |
| 不良反应诊断 | 免疫治疗相关性心肌炎，心功能不全 |
| 处理措施及转归 | ● 立刻暂停免疫治疗<br>● 予以静脉激素（甲泼尼龙）治疗<br>● 同时予以营养心肌能量代谢、对症处理<br>● 患者心肌酶谱和心功能检查逐渐好转，后续未再使用免疫治疗，改用其他药物化疗 |

病例提供并整理：江苏省人民医院肿瘤科　吴　昊　副主任医师

【点评】 免疫检查点抑制剂出现的心脏毒性是比较罕见的。但其具有发病早、进展迅速、致死率高等特点。随着免疫检查点抑制剂临床应用的逐步开展，相关病例逐渐增多。常见的心脏毒性包括心肌炎、心包炎、心律失常、心功能不全等。相关的诊断检查包括：基线时，要进行 ECG（心电图）检查，可以考虑肌钙蛋白的检测，尤其对于那些进行联合免疫治疗的患者。治疗期间一旦出现了症状或体征，可以考虑咨询心脏科医生，进行心电图、肌钙蛋白、B 型脑钠肽、超声心动图及胸片检查；在心脏科医生的指导下，必要时进行负荷超声心动图、心导管和 MRI（磁共振成像）检查。出现免疫检查点抑制剂相关的心脏毒性后，应立即进行评估。3 级及 3 级以上的心脏毒性要停药，并请心内科会诊，及时应用大剂量激素处理，加强对心肌的支持治疗，必要时进驻监护病房。激素治疗效果不佳者，可考虑加用英夫利昔单抗。

## 神经系统不良反应案例

### 免疫治疗相关神经系统不良反应病例1

| 患者：女性，43岁，就诊于武汉大学人民医院 | |
|---|---|
| 诊断 | 胰腺癌，肝转移 |
| 免疫治疗药物 | 帕博利珠单抗（经患者要求）联合化疗（白蛋白紫杉醇＋卡铂），4个周期后局部加用放疗 |
| 免疫治疗后不良反应出现的时间及症状 | 治疗6个周期后的第3天中午，患者出现轻微的下颌及双上肢不自主抖动；第4天，前述症状加重，间断发作；第5天，症状继续加重，持续发作 |
| 患者自我管理措施 | 及时向主管医生报告 |
| 相关检查 | 脑MRI：未见肿瘤转移 |
| 不良反应诊断 | 免疫治疗相关神经系统不良反应，2级 |
| 处理措施及转归 | 予以静脉激素（甲泼尼龙琥珀酸钠）＋丙种球蛋白治疗，当晚症状消失；继续治疗5天后，停用丙种球蛋白，激素逐渐减量 |

MRI：磁共振成像

病例提供并整理：武汉大学人民医院肿瘤中心　章必成　副主任医师

【点评】 免疫治疗相关神经系统不良反应为罕见不良反应。出现不明原因的四肢抖动时，患者应立即向医生报告；医生接到求助后，应立即请神经内科医生会诊。只要做到早诊断、早治疗，大部分患者恢复尚可。

**免疫治疗相关神经系统不良反应病例 2**

| 患者：男性，60 岁，先后就诊于辉县人民医院和河南省肿瘤医院 | |
|---|---|
| 诊断 | 晚期肺癌（Ⅳ期，腺癌） |
| 免疫治疗药物 | 替雷利珠单抗联合化疗（培美曲塞＋顺铂），4 个周期后以替雷利珠单抗＋培美曲塞维持治疗（临床研究） |
| 免疫治疗后出现不良反应的时间及症状 | 治疗共 5 个周期后，患者出现四肢无力，逐渐加重，右侧肢体明显，伴有活动障碍 |
| 患者自我管理措施 | 及时向主管医生报告 |
| 相关检查 | 肌电图、全脊椎及脑 MRI、脑脊液检查 |
| 不良反应诊断 | 1. 吉兰 - 巴雷综合征；2. 脊髓压迫并全瘫；3. 脊髓脱髓鞘病变 |
| 处理措施及转归 | ● 予以静脉激素（甲泼尼龙琥珀酸钠）＋丙种球蛋白治疗，症状稍有好转，之后激素逐渐减量，停用丙种球蛋白<br>● 同时颈椎、胸椎局部放疗 |

MRI：磁共振成像

病例提供并整理：河南省肿瘤医院呼吸内科　王慧娟　副主任医师

【点评】 免疫治疗相关神经系统不良反应为罕见反应。出现不明原因的四肢乏力且逐渐加重时，患者应立即向医生报告；医生接到求助后，应立即请神经内科医生会诊。只要做到早诊断、早治疗，大部分患者恢复尚可。

免疫治疗相关神经系统不良反应病例3

| 患者：男性，62岁，就诊于宜昌市中心人民医院 | |
| --- | --- |
| 诊断 | 肾癌（Ⅳ期，肝、肺转移） |
| 免疫治疗药物 | 于2019年4月2日—2019年7月15日采用信迪利单抗联合VEGFR抑制剂靶向治疗（经患者要求） |
| 免疫治疗后出现不良反应的时间及症状 | 2019年7月患者出现乏力、食欲下降，伴双手及双足麻木；2019年8月上述症状进一步加重，并出现尿失禁，完全不能下床 |
| 患者自我管理措施 | 及时向主管医生报告 |
| 相关检查 | 血清蛋白电泳、免疫固定电泳、血清及脑脊液副肿瘤相关抗原、神经节苷脂抗体检查 |
| 不良反应诊断 | 免疫治疗相关神经系统不良反应（吉兰-巴雷综合征） |

| 患者：男性，62 岁，就诊于宜昌市中心人民医院 | |
|---|---|
| 处理措施及转归 | ● 暂停免疫治疗<br>● 予以静脉激素（甲泼尼龙琥珀酸钠）、丙种球蛋白以及营养神经（甲钴胺＋维生素 $B_1$）治疗<br>● 治疗 5 天后停用丙种球蛋白，激素逐渐减量，患者手足麻木较前缓解，肌肉力量明显恢复 |

病例提供并整理：宜昌市中心人民医院肿瘤科　鲁明骞　主任医师

【点评】 免疫治疗相关神经系统不良反应为罕见反应，出现不明原因双手麻木并伴有尿失禁时，患者应立即向医生报告；医生接到求助后，应立即请神经内科医生会诊。只要做到早诊断、早治疗，大部分患者恢复尚可。

**免疫治疗相关神经系统不良反应病例 4**

| 患者：男性，62 岁，就诊于福建省肿瘤医院 | |
|---|---|
| 诊断 | 小细胞肺癌（广泛期） |
| 免疫治疗药物 | 化疗进展后，因多线治疗后无标准治疗，于 2017 年 4 月 27 日—2017 年 8 月 29 日采用纳武利尤单抗（每 2 周一次）联合伊匹木单抗（每 6 周一次）治疗 |

| 患者：男性，62岁，就诊于福建省肿瘤医院 | |
|---|---|
| 免疫治疗后出现不良反应的时间及症状 | 2017年9月10日，即治疗4个月余时，患者突然出现认知和语言障碍，四肢无力，行走不稳，以及尿失禁 |
| 患者自我管理措施 | 及时向主管医生报告 |
| 相关检查 | 脑及全脊髓MRI：脑膜及全脊髓膜连续性弥漫强化 |
| 不良反应诊断 | 高度疑似免疫治疗相关性脑脊髓膜炎 |
| 处理措施及转归 | ● 立刻暂停免疫治疗<br>● 予以大剂量静脉激素（甲泼尼龙）治疗，症状有所缓解 |

MRI：磁共振成像

病例提供并整理：福建省肿瘤医院胸部肿瘤内科　林　根　主任医师

### 免疫治疗相关神经系统不良反应病例5

| 患者：女性，66岁，就诊于福建省肿瘤医院 | |
|---|---|
| 诊断 | 晚期非小细胞肺癌（Ⅳ期，腺癌，*KRAS*基因突变阳性） |
| 免疫治疗药物 | 化疗进展后帕博利珠单抗单药治疗，每3周一次 |
| 免疫治疗后出现不良反应的时间及症状 | 治疗6个周期后，患者出现皮疹、乏力；1周后突发头痛、恶心、呕吐、认知功能障碍，继而昏迷；经激素和脱水治疗后，患者神志转清 |

| 患者：女性，66 岁，就诊于福建省肿瘤医院 | |
|---|---|
| 患者自我管理措施 | 及时向主管医生报告 |
| 相关检查 | ● 脑 MRI：提示脑炎<br>● 脑脊液检查：未见感染<br>● 甲状腺功能：提示亚临床甲状腺功能减退<br>● 肝功能：AST、ALT 升高 |
| 不良反应诊断 | 免疫治疗相关性脑炎、甲状腺功能减退、肝炎 |
| 处理措施及转归 | ● 立刻暂停免疫治疗<br>● 予以静脉激素（甲泼尼龙）+ 丙种球蛋白治疗，之后患者症状完全缓解，复查脑磁共振基本恢复正常 |

KRAS：一种癌基因；MRI：磁共振成像；ALT：丙氨酸氨基转移酶；AST：天门冬氨酸氨基转移酶

病例提供并整理：福建省肿瘤医院胸部肿瘤内科　林　根　主任医师

# 眼部不良反应案例

## 免疫治疗相关眼不良反应病例 1

| 患者：男性，57 岁，先后就诊于沙区人民医院和陆军军医大学第一附属医院 | |
|---|---|
| 诊断 | 晚期肺腺癌（2018 年 10 月 17 日确诊） |
| 免疫治疗药物 | 2018 年 10 月 18 日—2019 年 2 月 23 日进行化疗，疾病进展后，于 2019 年 5 月起采用特瑞普利单抗单药治疗（临床研究） |

| 患者:男性,57岁,先后就诊于沙区人民医院和陆军军医大学第一附属医院 | |
| --- | --- |
| 免疫治疗后出现不良反应的时间及症状 | ● 免疫治疗2个疗程后,患者出现左眼视力缺失,无法看清物体,同时患者出现肝脏等多发转移<br>● 2019年7月30日—8月20日予以免疫治疗联合化疗(紫杉醇脂质体+顺铂+特瑞普利单抗),2个疗程后患者视力持续丧失,出现明显青光眼表现,伴有剧烈头痛 |
| 患者自我管理措施 | 及时向主管医生报告 |
| 相关检查 | 眼部MRI、PET-CT均未见确切眼部占位改变 |
| 不良反应诊断 | 免疫治疗相关眼不良反应 |
| 处理措施及转归 | 甘露醇+激素(地塞米松)治疗6天,患者头痛缓解,视力改善 |

MRI:磁共振成像;PET-CT:正电子发射计算机断层显像

病例提供:陆军军医大学第一附属医院肿瘤科　阮志华　主任医师

病例整理:陆军军医大学第二附属医院肿瘤科　孙建国　主任医师

## 免疫治疗相关眼不良反应病例2

| 患者：女性，36岁，先后就诊于运城市中心医院、唐都医院及山西白求恩医院 | |
|---|---|
| 诊断 | 恶性黑色素瘤（2018年12月5日确诊） |
| 免疫治疗药物 | 2019年1月15日开始靶向治疗；疾病进展后，于2019年9月25日起采用特瑞普利单抗联合贝伐珠单抗治疗4个周期，每2周一次 |
| 免疫治疗后出现不良反应的时间及症状 | 2019年12月26日，即治疗结束后1个月余，患者出现视力模糊，飞蚊症（眼前有飘动的小黑影），色觉异常 |
| 患者自我管理措施 | 及时向主管医生报告 |
| 相关检查 | 眼底荧光血管造影：双眼葡萄膜炎 |
| 不良反应诊断 | 双眼葡萄膜炎 |
| 处理措施及转归 | ● 暂停免疫治疗<br>● 予以扩瞳（复方托吡卡胺滴眼液）、激素（醋酸泼尼松龙滴眼液，眼内注射曲安奈德注射液联合利多卡因注射液）治疗，同时口服激素（泼尼松），患者病情稳定 |

病例提供：山西白求恩医院肿瘤内科　张俊萍　主任医师

病例整理：陆军军医大学第二附属医院肿瘤科　孙建国　主任医师

【点评】 眼部不良反应在免疫检查点抑制剂治疗中是罕见的，但往往对患者的生活质量影响很大，视力下降或视力丧失都对生活带来极大的不便，如不及时处理，可能带来永久失明的后果，因此，在免疫检查点抑制剂使用过程中，如果新近出现眼部症状，或者原来眼部不适有不明原因的加重，或者视力较前明显下降，都要首先排除是免疫治疗相关不良反应。此时，不要忽视不管，也不要强忍着熬过去，及时就医是最好的选择。注意不要去个体诊所、眼科专科医院，而应该去有免疫检查点抑制剂治疗经验的综合医院，告知医生自己的肿瘤病史及治疗经过，在肿瘤相关检查、眼科专科检查的支持下进行综合判断。一旦明确诊断或者高度怀疑为免疫治疗相关眼部不良反应，应按照分级原则来进行处置，必要时暂停免疫检查点抑制剂治疗，待不良反应恢复到一定程度，在肿瘤专科医生的指导下，可以恢复免疫检查点抑制剂治疗。

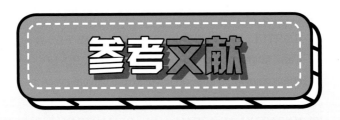

参考文献

[1] European Society for Medical Oncology. Immunotherapy-related side effects and their management-An ESMO guide for patients. 2017.

[2] 郑全辉. 肿瘤免疫学研究进展. 上海: 上海交通大学出版社, 2018.

[3] WU YL, WANG CL, LIAO ML, et al. A consensus on immunotherapy from the 2017 Chinese Lung Cancer Summit expert panel. Transl Lung Cancer Res, 2018, 7(3): 428-436.

[4] BRAHMER JR, LACCHETTI C, SCHNEIDER BJ, et al. Management of immune-related adverse events in patients treated with immune checkpoint inhibitor therapy: American Society of Clinical Oncology Clinical Practice Guideline. J Clin Oncol, 2018, 36(17): 1714-1768.

[5] 中国临床肿瘤学会. 免疫检查点抑制剂相关的毒性管理指南. 北京: 人民卫生出版社, 2019.

[6] 蔡俊明. 图解肺癌诊治照护全书. 武汉: 湖北科学技术出

版社, 2017.

[7] CORTELLINI A, VITALE MG, GALITIIS FD, et al. Early fatigue in cancer patients receiving PD-1/PD-L1 checkpoint inhibitors: an insight from clinical practice. J Transl Med, 2019, 17(1): 376-381.

[8] NAGASAKA M, ABDALLAH N, SAMANTRAY J, et al. Is this really just "fatigue"? A case series of immune-related central adrenal insufficiency secondary to immune checkpoint inhibitors. Clin Case Rep, 2018, 6 (7): 1278-1281.